SCHWANGERSCHAFT UND ERNÄHRUNG

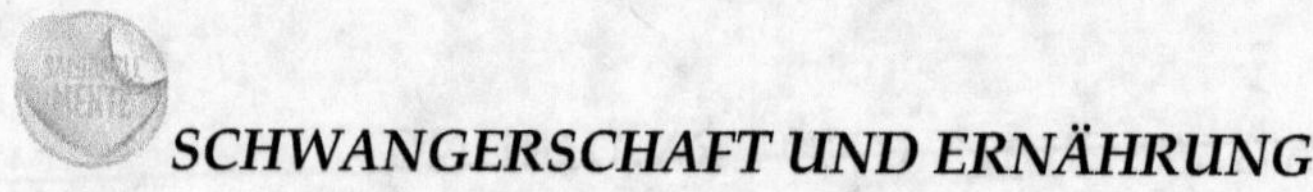

SCHWANGERSCHAFT UND ERNÄHRUNG

Inhalt

Einführung

Von dem Moment an, in dem Sie erfahren, dass Sie schwanger sind, haben die meisten werdenden Mütter eine Reihe von Fragen zur Schwangerschaftsernährung.

Schauen wir uns an, welche Nahrungsmittel Sie in den nächsten neun Monaten essen und welche Sie meiden sollten. Einige Lebensmittel sind noch besser, wenn sie ganz vermieden werden.

Lassen Sie uns in diesem Buch versuchen, die Dinge für Sie zumindest ein wenig zu vereinfachen.

Zucker und künstliche Süßstoffe

Wenn Sie schwanger sind, sollten Sie versuchen, Zucker und künstliche Süßstoffe aus Ihrer Ernährung zu vermeiden oder besser noch zu eliminieren. Machen Sie nicht den Fehler, Zucker durch Sucralose, Aspartam oder andere künstliche Süßstoffe zu ersetzen, die starke Chemikalien mit fragwürdigen gesundheitlichen Auswirkungen sind.

Tatsächlich ist ihre Wirkung auf den Fötus noch nicht erwiesen, und es wird vermutet, dass sie ein Risiko für die Gesundheit Ihres Babys darstellen können.

Zucker ist für eine Reihe von Schwangerschaftsproblemen verantwortlich, aber am besorgniserregendsten ist die schnelle Freisetzung von Insulin in den

Körper. Dies kann dazu führen, dass die Bauchspeicheldrüse ihre Arbeit nicht mehr richtig ausführen kann, was wiederum zu einem erhöhten Blutzuckerspiegel im Körper führt.

Selbst wenn Sie keinen Bluthochdruck oder Schwangerschaftsdiabetes haben, kann ein hoher Blutzuckerspiegel zu Komplikationen bei der Geburt, zu einem sehr großen Baby, das Probleme bei der Geburt verursacht, und zu übermäßiger Gewichtszunahme führen. Wenn Sie Zucker verwenden müssen oder eine Naschkatze befriedigen wollen, suchen Sie nach rohem Honig, Agavendicksaft, Stevia usw.

Koffein

Da Koffein das Nervensystem stimuliert, ist es wichtig, den Koffeinkonsum zu reduzieren. Es wird auch Kalzium auslaugen, das während der Schwangerschaft benötigt wird. Wenn das Kalzium zur Neige geht, geht auch Ihrem Baby das Kalzium aus, so dass der Stuhl Ihre Kalziumreserven aufbraucht, die wiederum das Kalzium weiter abbauen. Es wird zu einem Teufelskreis.

Koffein ist auch ein Diuretikum, so dass die Gefahr einer Dehydrierung besteht. Dies gilt insbesondere dann, wenn Sie unter Morgenübelkeit leiden. Das Trinken von zu viel Kaffee kann die Plazenta durchdringen und Ihr Baby beeinträchtigen.

Verarbeitete Lebensmittel

Verarbeitete Lebensmittel enthalten alle Arten von Konservierungs- und Füllstoffen, die ungesund sind und die Gesundheit Ihres Babys beeinträchtigen können.

Außerdem sind sie in der Regel reich an Zucker und Natrium, was vermieden werden sollte. Warum sollte man sich nicht statt für verarbeitete Lebensmittel für ganze, biologische Lebensmittel entscheiden, die sicherer und gesünder sind?

Kurz gesagt, gesunde Lebensmittel führen zu einer gesünderen Ernährung von Mutter und Kind.

Kapitel 1: Ernährung im ersten Trimester der Schwangerschaft

Das erste Trimester kann in vielen Aspekten Ihres Lebens eine große Veränderung darstellen, und dazu gehört auch die Ernährung während der Schwangerschaft. Viele werdende Mütter möchten ihre Essgewohnheiten sofort ändern.

Das Problem besteht darin, dass zu schnelle drastische Änderungen nach hinten losgehen und zu viel Stress verursachen können.

Es ist viel besser, Veränderungen langsam einzuarbeiten. Schauen wir uns die vier grundlegenden Bereiche der Ernährung im ersten Trimester an, damit Sie ohne Stress mit der Anpassung Ihrer Ernährung beginnen können.

Es wäre wunderbar, wenn wir im Voraus wüssten, dass wir schwanger werden. Natürlich sind einige Schwangerschaften geplant, andere jedoch nicht.

Das wäre großartig, denn dann könnten wir auf eine Vollwerternährung umstellen, die vor der Schwangerschaft biologisch war. Da dies nicht sehr oft passieren wird, ist das Beste, was wir tun können, die Änderung vorzunehmen, sobald wir wissen, dass wir schwanger sind.

Arbeiten Sie darauf hin, alle verarbeiteten Lebensmittel und so viele nicht-biologische Lebensmittel wie möglich zu eliminieren. Das liegt daran, dass verarbeitete

Lebensmittel zusammen mit nicht biologischen Lebensmitteln, die Pestizide und andere Toxine enthalten, in direktem Zusammenhang mit zahlreichen Gesundheitsproblemen stehen, die Ihr Baby beeinträchtigen können.

Betrachten Sie dies jedoch nicht als eine Alles-oder-Nichts-Situation. Geben Sie Ihr Bestes und denken Sie daran, dass jede kleine Veränderung eine positive Veränderung für Ihr Baby ist. Eine gute Möglichkeit, damit zu beginnen, ist es, verarbeitete Lebensmittel von einer Mahlzeit pro Tag zu streichen und dann von dort aus Babyschritte zu unternehmen.

Außerdem sollten Sie Zucker, künstliche Süßstoffe und Koffein aus Ihrer Ernährung streichen. Experten sind sich einig, dass es für eine schwangere Frau sicher ist, 150 mg Koffein pro Tag zu sich zu nehmen. Dort

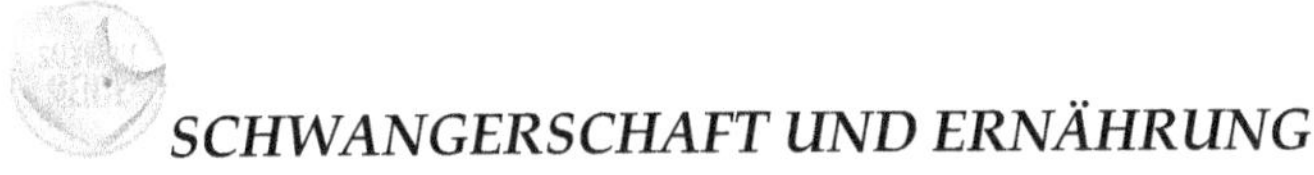

angekommen, können Sie versuchen, sie vollständig zu beseitigen. Für alle Naschkatzen gibt es eine Reihe von natürlichen Süßungsmitteln, die Sie verwenden können, wie Agavendicksaft, Stevia oder rohen Honig.

Morgendliche Übelkeit kann während des ersten Trimesters der Schwangerschaft ein echtes Problem sein.

Da Ihr Körper versucht, sich an die hormonellen Veränderungen anzupassen, kann es ein wenig überwältigend sein, mit Übelkeit umgehen zu wollen, die nicht immer nur morgens auftritt.

Bei Übelkeit, die eine Behinderung darstellt, sollten Sie mit Ihrem Arzt sprechen. Es gibt jedoch einige Dinge, die die Übelkeit bei vielen beruhigen können, darunter Ingwer, Eiweiß, eine Handvoll Nüsse oder Kekse.

Da haben wir's! Ein guter Start in die Ersttrimester-Ernährung, um Sie und Ihr Baby gesund zu halten.

Kapitel 2:
Ernährungsrichtlinien für eine gesunde Schwangerschaft

Um sicherzustellen, dass alle schwangeren Frauen wissen, was es für eine gesunde Schwangerschaft und ein gesundes Baby in Bezug auf die Ernährung braucht, wurden einige ausgezeichnete Ernährungsrichtlinien für die Schwangerschaft aufgestellt.

Wenn Sie schwanger sind, brauchen Sie nur 300 Kalorien pro Tag zusätzlich. Sie sollten sicherstellen, dass dies keine leeren Kalorien sind - und es sind tatsächlich nahrhafte Kalorien.

Lassen Sie uns einen Blick auf einige dieser Richtlinien werfen:

Protein

Während der Zeit, in der Sie schwanger sind, müssen Sie, damit Ihr Baby gesund aufwächst, täglich etwa 60 Gramm Eiweiß zu sich nehmen. Eiweiß hält die Gebärmutter, die Brüste und die Plazenta gesund, produziert ausreichend Fruchtwasser und erhöht das Blutvolumen.

Kalzium

Ärzte empfehlen, dass die Kalziumzufuhr während der Schwangerschaft zwischen 1200 und 1500 mg pro Tag liegen sollte. Kalzium ist für die Entwicklung der Knochen, Zähne, des Herzens und der Muskeln Ihres Babys lebenswichtig.

Wenn Sie nicht genügend Kalzium erhalten, nimmt Ihr Baby es aus Ihren eigenen Kalziumreserven auf, was bedeutet, dass Sie einem höheren Osteoporoserisiko ausgesetzt sind. Milch und Milchprodukte sind gute Kalziumquellen. Wenn Sie laktoseintolerant sind, gibt es laktosefreie Milchprodukte.

Eisen

Eisen ist sowohl für Sie als auch für Ihren Fötus sehr wichtig für die Produktion von Hämoglobin. Im letzten Trimester nimmt Ihr Baby die Eisenspeicher Ihres Körpers in Anspruch, um sicherzustellen, dass es in den ersten sechs Lebensmonaten nicht anämisch ist. Außerdem verliert sie während des Geburtsvorgangs etwas Blut. All dies sind

Gründe, warum es so wichtig ist, die Eisenzufuhr zu erhöhen.

Während Ihr Körper nur 27 mg Eisen pro Tag benötigt, muss er tatsächlich 60 mg nehmen, um diese 27 mg zu erhalten, da nicht das gesamte Eisen absorbiert wird.

Wenn Sie anämisch sind, sollten Sie ein Eisenpräparat einnehmen. Nahrungsmittel, die mit Vitamin C angereichert sind, helfen Ihnen, das Eisen aufzunehmen.

Lebensmittel wie Orangen, Grapefruit und Tomatensaft funktionieren gut. Vermeiden Sie die gleichzeitige Einnahme von Eisen- und Kalziumpräparaten und/oder Nahrungsmitteln, da Kalzium die Eisenaufnahme behindert.

Vitamine

Die empfohlene Erhöhung der Vitamine beträgt 25 bis 50 Prozent. Ihr Bedarf an Folsäure verdoppelt sich auf 400 Mikrogramm pro Tag.

Der Verzehr einer Vielzahl von frischem Obst und Gemüse, Vollkorngetreide, magerem Fleisch usw. trägt dazu bei, dass Sie die richtigen Vitamine zu sich nehmen.

Ihr Arzt wird Sie über alle weiteren Ernährungsbedürfnisse informieren, von denen er meint, dass sie für eine gesunde Schwangerschaft und ein gesundes Baby notwendig sind.

Was man während der Schwangerschaft nicht essen sollte

Sie sind schwanger... in dem Moment, in dem Sie diese Worte hören, gehen Ihnen alle möglichen Gedanken durch den Kopf, und einer der wichtigsten ist, was man essen soll und was nicht, wenn man schwanger ist.

Schließlich wollen Sie sicherstellen, dass Ihr Baby gesund ist und dass Sie gesund bleiben.

Es ist wichtig, dass Sie Lebensmittel mit hohem Quecksilbergehalt vermeiden. Fisch hat einen hohen Gehalt an Eiweiß und Omega-3-Fettsäuren, aber Quecksilber ist ein sehr reales Problem, insbesondere für Ihren Fötus.

Zu viel Quecksilber kann das Nervensystem Ihres Babys schädigen. Die FDA und die EPA empfehlen, Haie, Schwertfische, Königsmakrelen und Ziegelfische zu meiden.

Die FDA und die EPA sagen, dass 8 bis 12 Unzen einer der folgenden Meeresfrüchte für schwangere Frauen in Ordnung sind Dazu gehören Garnelen, Krabben, Thunfisch, Lachs, Wels, Tilapia, Seelachs und Kabeljau.

Verschiedene Ärzte haben ihre eigenen Vorstellungen darüber, was sicher ist. Sprechen Sie deshalb mit Ihrem Arzt, bevor Sie während Ihrer Schwangerschaft Meeresfrüchte essen.

Eine schwangere Frau sollte es immer vermeiden, zu wenig gekochtes Fleisch, Eier und Geflügel zu essen. Wenn Sie schwanger sind, sind Sie dem Risiko einer bakteriellen

Lebensmittelvergiftung ausgesetzt. Um lebensmittelbedingte Krankheiten zu vermeiden, stellen Sie sicher, dass das Fleisch, das Sie essen, vollständig gegart ist.

Stellen Sie mit einem Fleischthermometer sicher, dass das Fleisch gar ist. Kochen Sie Hot Dogs und verarbeitetes Fleisch immer so lange, bis sie sehr heiß sind, um Krankheiten wie Listeriose zu vermeiden. Noch besser ist es, wenn man es ganz vermeidet.

Kaufen Sie kein rohes Geflügel, das bereits gefüllt ist, da dies Bakterienwachstum verursachen kann. Wenn Sie sich entscheiden, diese Art von Produkten zu kaufen, stellen Sie sicher, dass sie gut gekocht sind.

Schwangere Frauen sollten unpasteurisierte Milch, Brie, Feta, Schafskäse,

Blauschimmelkäse, Camembert oder mexikanischen Käse meiden, da all diese Produkte lebensmittelbedingte Krankheiten verursachen können.

Eier sollten pasteurisiert und nicht frisch sein, da auch die Gefahr von Bakterien besteht.

Wenn Sie nicht schwanger sind, stellen die meisten dieser Lebensmittel kein Risiko dar. Für den Fötus kann eine bakterielle Infektion oder Lebensmittelvergiftung jedoch tödlich sein.

Deshalb empfehlen Ihnen die FDA, die EPA und die meisten Ärzte, alle Lebensmittel zu meiden, die als risikoreich gelten. Es ist eine gute Idee, mit Ihrem Arzt, dem Sie vertrauen, darüber zu sprechen, was für Sie das Richtige ist.

Eine gesunde Ernährung ist wichtig für Ihre Gesundheit während der Schwangerschaft und für die Gesundheit Ihres Babys.

Kapitel 3: Ein Diätplan für eine funktionierende Schwangerschaft

Herzlichen Glückwunsch zu Ihrer Schwangerschaft! Natürlich ist das erste, was Ihnen vorschwebt, während der gesamten Schwangerschaft gesund zu bleiben. Zur Gesunderhaltung gehört auch, dass Sie einen funktionierenden Schwangerschaftsdiätplan haben.

Es gibt mehrere Gründe, warum werdende Mütter eine gesunde Ernährung verstehen müssen, aber der wichtigste ist die Auswirkung dessen, was Sie essen, auf Ihr Baby. Eine gesunde Ernährung ist sowohl für Sie als auch für Ihr Baby gut.

Gewichtszunahme geht mit einer Schwangerschaft einher. Tatsächlich ist es eine gute Sache für Mutter und Kind. So beginnt die Natur, Ihren Körper auf das vorzubereiten, was kommen wird. Eine gesunde Ernährung ist eine großartige Möglichkeit, die Nährstoffe für eine angemessene Gewichtszunahme anstelle einer übermäßigen Gewichtszunahme bereitzustellen. Wenn Sie die richtige Menge an Gewicht zunehmen, wird es viel einfacher sein, es nach der Geburt des Kindes wieder abzunehmen.

Es wurde auch ein direkter Zusammenhang zwischen Ihrer ernährungsphysiologischen Gesundheit und den Auswirkungen auf Kinder im späteren Leben hergestellt. Es ist erwiesen, dass alles, was Sie in diesen neun Monaten tun, von Ihrer körperlichen Aktivität bis zu den Flüssigkeiten, die Sie trinken, das gegenwärtige und zukünftige Wachstum Ihres Kindes beeinflusst. Was Sie während der Schwangerschaft essen, hat das Potenzial, zukünftige Gesundheitsprobleme für Sie und Ihr Kind zu verhindern. Und natürlich werden die Lebensmittel, die Sie jetzt essen, Ihre Gewichtszunahme während der gesamten Schwangerschaft beeinflussen.

Während des ersten Trimesters ist es wichtig, darauf zu achten, dass Sie überschüssige Kalorien, die Sie zu sich nehmen, begrenzen.

Nach den ersten 12 Wochen können Sie zusätzlich zu Ihrer regulären Kalorienzufuhr weitere 300 Kalorien pro Tag zu sich nehmen.

Wenn Sie ein Normalgewicht haben, sollten Sie während der Schwangerschaft mit einer Gewichtszunahme von 25 bis 35 Pfund rechnen.

Sie sollten Ihre Gewichtszunahme auf nicht mehr als 5-10 Pfund in den ersten 20 Wochen und danach auf ein Pfund pro Woche beschränken. Ärzte raten, bei Übergewicht vor der Schwangerschaft etwas Gewicht zu verlieren. Dies erleichtert es Ihnen, das zusätzliche Gewicht während der Schwangerschaft zu halten und nach der Entbindung wieder abzunehmen. Statistisch gesehen haben übergewichtige Frauen eine signifikant höhere Rate an Notkaiserschnitten, eine höhere Rate an Fehlgeburten, mehr Fälle von Schwangerschaftsdiabetes und leiden häufiger an Bluthochdruck.

Um die Wahrscheinlichkeit einer gesunden Schwangerschaft deutlich zu erhöhen, sollten Sie auf eine nahrhafte Ernährung achten, die reich an frischem Obst und Gemüse, Vollkorngetreide, magerem Fleisch und

Eiweiß ist, und auf verarbeitete Lebensmittel verzichten.

Vollwert-Vitamine in die Schwangerschaftsdiät aufnehmen Wenn es um die Ernährung während der Schwangerschaft geht, sollten schwangere Frauen darüber nachdenken, Vollwert-Vitamine in ihre Ernährung aufzunehmen. Diese Art der Vitaminergänzung wird aus natürlichen Quellen entnommen und nicht chemisch hergestellt. Das macht sie während der Schwangerschaft und auch nach der Entbindung zu einer besseren Wahl.

Warum werdende Mütter während der Schwangerschaft Vitaminpräparate als Teil ihrer Ernährung einnehmen müssen Es besteht kein Zweifel: Der menschliche Körper ist erstaunlich und hat eine unglaubliche Fähigkeit, das, was er braucht, durch die von der Natur bereitgestellten Ressourcen zu bekommen. Wenn wir uns gesund ernähren, können wir das richtige Gleichgewicht an Vitaminen, Fetten, Mineralien und Energiequellen gewinnen, um den Körper optimal funktionieren zu lassen.

Während der Schwangerschaft müssen wir noch wachsamer sein, um sicherzustellen, dass wir die Nährstoffe erhalten, die Föten benötigen, um sich sowohl geistig als auch körperlich zu einem gesunden, voll entwickelten Baby zu entwickeln.

Leider ernähren sich viele von uns nicht gesund und ausgewogen, und zu keiner anderen Zeit war eine spezielle Ernährung während der Schwangerschaft notwendig. Es gibt eine Reihe von Gründen, warum sich die Art und Weise, wie wir essen, so stark verändert hat, darunter die Bequemlichkeit, die niedrigen Kosten und die Verfügbarkeit von verarbeiteten Lebensmitteln. Der Zusatz von Vitaminen zu Vollwertnahrung erleichtert es Mutter und Kind, einige dieser essentiellen Verbindungen, die in verarbeiteten Lebensmitteln fehlen, täglich aufzunehmen. Dies ist wichtig für die Entwicklung des Kindes und die allgemeine Gesundheit der Mutter.

Kapitel 4: Warum Vitamine in Vollwertnahrung besser sind

Bei Vitaminen für die Vollwerternährung werden keine synthetisierten Verbindungen verwendet. Stattdessen verwenden sie Quellen, die in der Natur zu finden sind. Diese Art von Vitamin wird vom Körper am besten assimiliert.

Sicherlich ist der beste Weg, die Nährstoffe, die wir brauchen, über eine gesunde Ernährung zu erhalten - viel frisches Obst und Gemüse, Vollkorngetreide usw.; die meisten von uns sind jedoch nicht in der Lage, dies täglich aufrechtzuerhalten.

Dies ist umso wichtiger, wenn Sie schwanger sind, und deshalb können Vitamine aus Vollwertnahrung diese Lücke besser füllen.

Im Vergleich zu synthetischen Vitaminen, die bis zu 90% der Zeit vom Körper verbraucht werden, kann der Körper diese natürlichen Verbindungen leicht erkennen und verwenden. Es macht nicht viel Sinn, sie zu nehmen, wenn man nur einen Wert von 10% erhält.

Wenn Sie stattdessen Vollwert-Vitamine zu einem Teil Ihrer täglichen Ernährung machen, können Sie sicher sein, dass Sie und Ihr Baby den maximalen Nährwert erhalten.

Eisenreiche Nahrungsmittel für die Schwangerschaft

Sie haben also gerade erfahren, dass Sie schwanger sind, herzlichen Glückwunsch! Das bedeutet, dass sich das Leben verändern wird. Eines der ersten Dinge, über die Sie sich Gedanken machen sollten, ist Ihre Ernährung und was Sie und Ihr Baby im Moment brauchen. Glücklicherweise ist es gar nicht so schwer, sich während der Schwangerschaft richtig zu ernähren, solange man sich darauf konzentriert, protein- und nährstoffreiche Lebensmittel zu essen.

Es ist üblich, sich um die Bedürfnisse des Babys für eine gute Entwicklung zu sorgen. Die gute Nachricht ist, dass Ihr Baby, solange Sie sich gut ernähren, die Nahrung bekommt, die es braucht, da es von Ihnen ernährt wird. Wenn Sie zum Beispiel darauf achten, dass Sie eisenreiche Nahrungsmittel essen, müssen Sie nicht befürchten, dass Ihr Baby anämisch wird. Wenn Ihre Ernährung einen ausreichenden Kalziumgehalt aufweist, wird Ihr Baby starke Zähne und Knochen haben.

Ihr Arzt wird die Dinge im Auge behalten, indem er Ihnen bei Ihren Kontrolluntersuchungen Blut abnimmt. Wenn Ihnen Nährstoffe fehlen, können Ihnen Nahrungsergänzungsmittel verschrieben werden und Sie können Ihre Ernährung ändern. Werfen wir einen Blick auf die Lebensmittel, die Ihnen während der Schwangerschaft die nötige Ernährung bieten.

Eine ausgewogene Ernährung ist eine gute Möglichkeit, um sicherzustellen, dass Sie die benötigten Nährstoffe erhalten. Essen Sie eine Ernährung mit viel frischem Obst und Gemüse. Erdbeeren und Zitrusfrüchte haben einen hohen Vitamin-C-Gehalt. Sie sind eine gute Wahl, denn Sie benötigen etwa 70 mg Vitamin C pro Tag. Essen Sie viel grünes

Blattgemüse und Hülsenfrüchte, um sicherzustellen, dass Sie die 4 Mikrogramm Folsäure erhalten, die Sie täglich brauchen.

Eisenreiche Nahrungsmittel sind ebenfalls wichtig. Es wird empfohlen, dass schwangere Frauen täglich etwa 27 mg Eisen einnehmen. Eisen hilft den Blutzellen, Sauerstoff zu Ihrem Baby zu transportieren, und es ist auch für Sie wichtig, denn es bringt Sauerstoff zu Ihren Muskeln, damit diese richtig funktionieren können.

Der richtige Eisengehalt hilft Ihnen, Ihre Anfälligkeit für Stress und Krankheit zu verringern. Gute Eisenquellen sind Fisch, Huhn und Fleisch.

Wenn Sie sich bereits gesund ernähren, wird sich an Ihrer Ernährung während der Schwangerschaft nicht viel ändern müssen. Sie sollten verarbeitete Lebensmittel, Zucker, zu viel Fett und Weißmehl vermeiden. Und natürlich sollten Sie immer den Rat Ihres Arztes über gesunde Ernährung für Sie und Ihr Baby befolgen.

Kapitel 5: 5 Schlüsselprinzipien der Ernährung während der Schwangerschaft

Wenn Sie sich bereits gesund ernähren, müssen Sie möglicherweise nur kleine Anpassungen an Ihrer Ernährung vornehmen, um sicherzustellen, dass Sie sich in den nächsten Nachtmonaten gut ernähren.

Diese fünf Schlüsselprinzipien sorgen dafür, dass Sie fit und gesund bleiben und dass Ihr Baby alle Nährstoffe erhält, die es braucht, um stark und gesund aufzuwachsen.

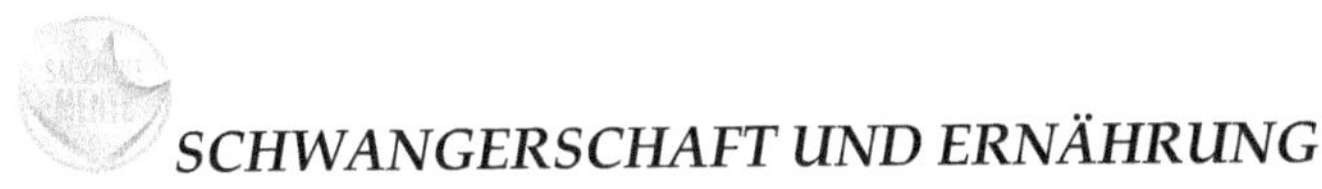

#1 Viel Wasser trinken

Für eine gesunde Schwangerschaft ist es wichtig, dass Sie genügend Wasser trinken, da es hilft, Giftstoffe aus Ihrem Körper auszuscheiden und Wassereinlagerungen zu bekämpfen. Wasser hilft auch bei Verstopfung und Kopfschmerzen im Zusammenhang mit der Schwangerschaft.

#2 Verarbeitete Lebensmittel vermeiden

Der beste Weg, eine Schwangerschaft zu beginnen, ist die richtige Ernährung. Dazu gehört die Eliminierung von verarbeiteten Lebensmitteln mit einem hohen Anteil an Füllstoffen, Natrium, Salz und Konservierungsstoffen, die möglicherweise ein Risiko für das Baby darstellen könnten. Außerdem nehmen Sie viel eher Wasser zu und leiden unter Flüssigkeitsansammlungen, wenn Ihre Ernährung verarbeitete Lebensmittel enthält. Entscheiden Sie sich stattdessen für gesunde, vollwertige Nahrungsmittel, die gut für Sie und Ihr Baby sind.

#3 Bio kaufen

Bio-Lebensmittel werden immer verfügbarer und auch erschwinglicher. Daher sollte Ihr Ziel sein, wann immer möglich Bio zu kaufen. Dies gilt insbesondere für Milchprodukte, Fleisch und Eier. Organische Lebensmittel haben einen höheren Gehalt an Amino- und Fettsäuren als die nicht-organische Version.

Wenn es um Obst und Gemüse geht, stellen Sie zumindest sicher, dass diejenigen mit den höchsten Pestizidkonzentrationen organisch sind. Dies sind Pfirsiche, Sellerie, Äpfel,

Erdbeeren, Heidelbeeren, Spinat, Paprika, Grünkohl, Kirschen, Trauben und Kartoffeln.

#4 Zu jeder Mahlzeit Gemüse essen

Mit fortschreitender Schwangerschaft ist es umso wichtiger, dass Sie zu jeder Mahlzeit Gemüse essen. Sie sind reich an Ballaststoffen, was dazu beitragen wird, Verstopfung im Zusammenhang mit der Schwangerschaft zu verhindern. Sie werden sich auch satter fühlen und tonnenweise Nährstoffe erhalten.

#5 Jede Mahlzeit sollte gesunde Fette enthalten

Zu den gesunden Fetten gehören Olivenöl, Bio-Butter, Kokosnussöl, rohe Nüsse, Nussbutter und Avocado.

Diese Fette helfen Ihnen, sich satt zu fühlen, während sie gleichzeitig Nährstoffe liefern, und sie liefern die Art von gesunden Fetten, die die kognitive Entwicklung Ihres Babys unterstützen.

Wenn Sie diese fünf Schlüsselprinzipien in Ihre Schwangerschaftsernährung einbeziehen, sind Sie auf dem Weg zu einer ausgewogenen Ernährung während der gesamten Schwangerschaft. Natürlich sollten Sie immer den Rat Ihres Arztes zur Ernährung befolgen.

Kapitel 6: Ernährung für eine gesunde Mutter und ein gesundes Baby

Schwanger zu sein sollte eine Zeit der Freude sein, aber für viele ist es eine Zeit der Angst mit Präeklampsie, schwangerschaftsbedingter Hypertonie, Toxämie und anderen Erkrankungen. Auch wenn Sie möglicherweise nicht in der Lage sind, ein Problem während der Schwangerschaft zu vermeiden, gibt es einige ernährungswissenschaftliche Maßnahmen, die Sie ergreifen können, um Ihr Risiko zu verringern. Schauen wir uns einige dieser Fütterungsstrategien an:

- Sie sollten sich niemals vor Milchprodukten scheuen, denn als Mutter benötigen Sie mindestens 4 Portionen oder 1000-1300 mg Kalzium pro Tag. Außerdem benötigen Sie mindestens 4000 IE Vitamin D3 pro Tag.

- Eisen ist während der Schwangerschaft sehr wichtig. Sie müssen mindestens 27 mg pro Tag einnehmen. Sie können Ihren Eisengehalt durch die Einnahme eines Eisenpräparats erhöhen. Ihr Arzt oder Ihre Ärztin wird Ihnen vielleicht sogar raten, dies zu tun.

Die 10 wichtigsten Nahrungsmittel für Eisen sind:

➤ Artischocken
➤ Bohnen, Kichererbsen, Linsen und Sojabohnen
➤ Dunkelgrün und blattreich (z.B. Spinat, Kohl)

- Trockenfrüchte (z.B. Pflaumen, Rosinen)
- Eigelb
- Mit Eisen angereichertes Getreide und Körner
- Leber
- Mollusken (d.h. Muscheln, Austern, Jakobsmuscheln)
- Rotes Fleisch
- Innereien von Pute oder Huhn

- Schwangere Frauen benötigen täglich mindestens 70 mg Vitamin C. Vitamin C hilft, Infektionen zu bekämpfen und Sie gesund zu erhalten. Einige gute Quellen für Vitamin C sind:

- Orangen
- Erdbeeren
- Tomaten
- Brokkoli
- Dunkle Blattgrün

- Vielleicht haben Sie große Gelüste, aber gleichzeitig sollten Sie Ihre Fettzufuhr reduzieren, so dass sie nicht mehr als 30 Prozent Ihrer gesamten täglichen Kalorienzufuhr beträgt. Achten Sie darauf, die Etiketten zu lesen.

- Omega-3-Fettsäuren sind wichtig für die Entwicklung der Sehkraft und des Gehirns Ihres Babys.

- Verwenden Sie keine Mayonnaise oder Käse und beschränken Sie Ihren Cholesterinspiegel auf 300 mg pro Tag.

- Eiweiß entwickelt jede Zelle in Ihrem Baby. Sie müssen 80-100 Gramm Protein pro Tag zu sich nehmen. Wenn Sie feststellen, dass Ihnen vom Fleischgeruch übel wird, denken Sie daran, dass Sie Ihr Eiweiß durch das Trinken eines Molkeproteinshake erhalten können.

Schwanger zu sein ist nicht einfach, und sich gesund zu ernähren, kann eine echte Herausforderung sein.

An manchen Tagen fühlt man sich großartig, während an anderen Tagen der Gedanke an das Essen am weitesten von einem entfernt ist.

Eine gesunde Gewichtszunahme beträgt in der Regel 25-35 Pfund. Wenn Sie jedoch untergewichtig sind, sollten Sie 28 bis 40 Pfund zunehmen, und wenn Sie übergewichtig sind, sollten Sie 15 bis 25 Pfund zunehmen.

Wenn Ihre Nährstoffaufnahme nicht optimal ist, erhöhen Sie Ihr Risiko, an schwangerschaftsbedingten Krankheiten wie Präeklampsie, Schwangerschaftsbluthochdruck, Toxämie und HELLP-Syndrom zu erkranken.

Kapitel 7: Ich bin schwanger - sollte ich jetzt anders essen?

Als werdende Mutter sind Sie wahrscheinlich vorsichtiger mit dem, was Sie essen. Anfangs mag sich das auf die morgendliche Übelkeit konzentrieren, aber mit der Zeit wird es zu einem Anliegen, sicherzustellen, dass Sie nahrhaft essen.

Wie sollte also die Ernährung einer schwangeren Frau aussehen? Hier erfahren Sie, wie Sie sicherstellen können, dass sowohl Sie als auch Ihr Baby die benötigten Nährstoffe erhalten.

- Eiweißreiche Lebensmittel wie Eier, Huhn, mageres Fleisch und Hülsenfrüchte (d.h. Bohnen, Linsen, Edamame, Kichererbsen usw.)

- Obst und Gemüse: Frische wird immer bevorzugt. Weitere Optionen sind getrocknet, gefroren und in Dosen. Beeren sind reich an Antioxidantien. Bevorzugt wird eine Ernährung, die ein ausgewogenes Verhältnis von Obst und Gemüse beinhaltet. Unten finden Sie diejenigen, die einen hohen Folsäuregehalt aufweisen.

- stärkehaltige Lebensmittel wie Teigwaren, Kartoffeln, Brot und Reis

- Milchprodukte wie Käse, Joghurt und Milch

- Reichlich Wasser, um Giftstoffe aus dem Körper zu spülen.

Quellen von Folsäure

Während der Schwangerschaft ist die Zufuhr von Folsäure wichtig, weil sie dazu beiträgt, den Fötus vor Neuralrohrdefekten wie Spina bifida zu schützen. Ihr Arzt wird Ihnen sagen, wie viel Folsäure empfohlen wird. Folgende Quellen sind gute Folsäurequellen

- Gemüse wie Avocados, Endivie, grüne Erbsen, Brokkoli, Babykarotten, Seetang, Blumenkohl, Petersilie, Spinat, Rosenkohl, Senfgrün, Rüben, Römersalat und Spargel.

- Hülsenfrüchte wie Kidneybohnen, Linsen, weiße Bohnen, schwarze Bohnen,

Edamame, rote Bohnen, Kichererbsen und Pintobohnen

- Teigwaren, Brot und Bagels aus angereichertem Weizenmehl

- Früchte und Beeren wie Erdbeeren, Himbeeren, Kiwis, Brombeeren und Clementinen

- Samen und Nüsse wie Erdnüsse, Sonnenblumenkerne, Mandeln, Haselnüsse, Mandeln und Walnüsse

- Säfte, einschließlich Ananassaft und Orangensaftkonzentrat

- Angereicherte Frühstückszerealien.

Während der Schwangerschaft ist es wichtig, eine gesunde Nahrungswahl zu treffen. Es kann sein, dass es einige Lebensmittel gibt, die Sie nicht mögen. Natürlich sollten Sie sie meiden.

Es gibt viele Optionen unter jeder Kategorie, wählen Sie also eine Option, die Ihnen gefällt und mit der Sie einverstanden sind.

Möglicherweise ist es nicht notwendig, Kalorien zu zählen; die Gewichtszunahme ist jedoch unter werdenden Müttern ein weit verbreitetes Anliegen, deshalb ist es eine gute Idee, Ihr Gewicht zu überwachen und sich zumindest über die Nahrungsmittel, die Sie essen, im Klaren zu sein.

Heißhunger kann schwer zu kontrollieren sein, und oft können Veränderungen im

Stoffwechsel dazu führen, dass Kalorien anders verbrannt werden.

Wenn Sie sich für gesunde Nahrungsmittel entscheiden, können Sie Gewicht zunehmen und sicherstellen, dass sowohl Sie als auch Ihr Baby die Nahrung erhalten, die Sie benötigen.

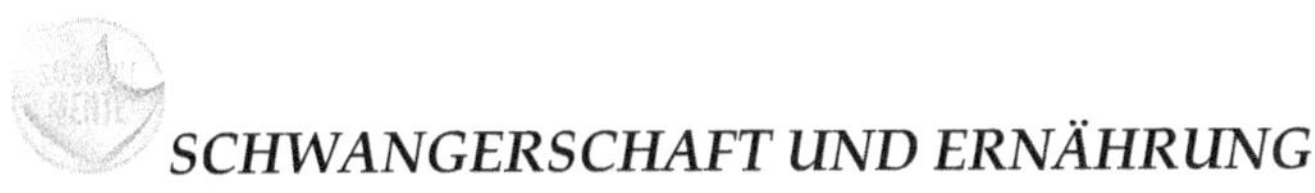

Kapitel 8: Ernährungstipps während der Schwangerschaft, die Sie kennen sollten

Wir wissen bereits, wie wichtig es für uns ist, während der Schwangerschaft gut ernährt zu werden. Diese Ernährungstipps sind einfach anzuwenden und sehr vorteilhaft, warum also nicht schon heute anwenden?

Nur ein Apfel pro Tag hält Ihr Asthma in Schach

Ein Apfel am Tag hält den Arzt fern. Wer hat das nicht schon einmal gehört? Was viele jedoch nicht wissen, ist, dass Forschungsergebnisse zeigen, dass der

Verzehr von nur einem Apfel pro Tag während der gesamten Schwangerschaft das Risiko verringert, dass Ihr Kind Asthma entwickelt, wenn es älter ist. Eine Studie ergab, dass wenn Mütter während der Schwangerschaft regelmäßig Äpfel aßen, diese Kinder viel weniger Keuchen und andere Asthmasymptome hatten.

Essen Sie eine Banane, um die Schwellung zu reduzieren

Ödeme sind in der Schwangerschaft häufig. Das Kalium in Bananen kann jedoch dazu beitragen, die Schwellung der Füße und Beine zu reduzieren.

Warum werden Sie also nicht verrückt und fangen an, viele Bananen zu essen?

Wenn Sie ein glückliches Baby haben wollen, essen Sie Schokolade

Im Jahr 2004 entdeckten finnische Wissenschaftler, dass der regelmäßige Verzehr von nur einer kleinen Menge Schokolade während der Schwangerschaft zu einem glücklicheren Baby führte.

In der Studie wurden 300 Frauen befragt, die während der Schwangerschaft Schokolade gegessen haben und über glücklichere Babys berichteten als ihre Altersgenossinnen.

Das ist jedoch keine Entschuldigung dafür, Schokolade zu überessen. Denken Sie daran, dass schon ein kleines Stückchen am Tag Ihren Schokoladenhunger stillt und Ihr Baby glücklich macht. Es ist eine Win-Win-Situation.

Magermilch ist gleich Vollmilch

Wenn Sie schon immer Magermilch getrunken haben und Ihnen der Gedanke, reichere, dickere Vollmilch zu trinken, nicht zusagt, gibt es eine gute Nachricht: Magermilch hat genauso viel Kalzium wie Vollmilch, aber nicht den gleichen Fettgehalt.

So können Sie mit der Sorge um Kalorien trinken und alle Vorteile genießen.

Das Verlangen nach Kohle und Schlamm bedeutet, dass man mehr Eisen benötigt. Wenn Sie ein merkwürdiges Verlangen nach Holzkohle oder Schlamm haben, bedeutet das, dass Sie wahrscheinlich mehr Eisen brauchen. Besuchen Sie Ihren Geburtshelfer oder Ihre Hebamme für einen Bluttest auf Anämie. Sie können Ihre Einnahme eisenhaltiger Nahrungsmittel erhöhen oder, wenn Sie wirklich erschöpft sind, ein Eisenpräparat erhalten.

Schwangere Frauen sind oft gestresst und machen sich Sorgen, ob sie sich gut ernähren. Eine gesunde Ernährung ist ein guter Anfang. Diese einfachen Tipps sind eine großartige Möglichkeit, Ihre Ernährung zu ergänzen, und werden sowohl Ihnen als auch Ihrem Baby zugute kommen.

Ernährung in der Schwangerschaft

Schwangere Frauen fragen oft, ob es in Ordnung ist, verarbeitete Lebensmittel zu essen, wenn sie sich während der Schwangerschaft optimal ernähren wollen. Und die Antwort ist... Ja und nein. Wenn Sie sich darauf konzentrieren, die Gewichtszunahme gering zu halten und gleichzeitig Ihr Baby gesund zu halten, dann ist ein Nein zu verarbeiteten Lebensmitteln ein echter Vorteil für Sie.

Auf der anderen Seite sind verarbeitete Lebensmittel Teil unserer Kultur, und es kann schwierig sein, sich ein Leben ohne sie vorzustellen. Lassen Sie uns das Für und Wider von verarbeiteten Lebensmitteln und Vollwertnahrung betrachten:

Verarbeitete Lebensmittel bieten uns Komfort gegenüber unverarbeiteten Lebensmitteln. Wenn Sie bei Ihren Besorgungen hungrig sind, können Sie schnell und einfach in einem Fast-Food-Restaurant anhalten, bestellen und in wenigen Minuten losfahren. Verarbeitete Lebensmittel sind auch viel billiger als Vollwertnahrung.

Wenn Sie nur über ein begrenztes Budget verfügen, können verarbeitete Lebensmittel der logische Weg sein, um Sie satt zu halten und Ihre Begierden kostengünstig zu befriedigen. Tatsächlich könnte man meinen, dass der Verzehr von Fleisch zum Mittagessen während der Schwangerschaft der perfekte Weg ist, um sicherzustellen, dass Sie Ihr Eiweiß zu jeder Mahlzeit erhalten, ohne die Kosten für den Kauf und die Zubereitung magerer Fleischstücke tragen zu müssen.

Allerdings haben verarbeitete Lebensmittel viele Nachteile, unter anderem, dass sie voller Füllstoffe, Kalorien und Natrium sind. Dies kann dazu führen, dass Sie übergewichtig werden, Flüssigkeitsansammlungen bilden, Verdauungsstörungen oder Blähungen verursachen und nicht die beste Ernährung für Sie und Ihr Baby bieten. Im Idealfall sollten sie gelegentlich als kurzfristige Lösung eingesetzt werden.

Die meisten von uns sind sich bereits der Vor- und Nachteile einer Ernährung aus Vollwertnahrung bewusst. Sie haben einen höheren Gehalt an Vitaminen, Mineralien, Proteinen und Ballaststoffen, die alle für eine erfolgreiche und gesunde Schwangerschaft wichtig sind. Ganze Lebensmittel, insbesondere Bio-Lebensmittel, enthalten keine Chemikalien oder Hormone und enthalten nicht viele der fragwürdigen Füllstoffe, die für einen sich entwickelnden Fötus schädlich sein können.

Obwohl diese Nahrungsmittel teurer erscheinen mögen, sind sie in Wirklichkeit wertvoller, weil sie Sie länger satt machen und den Nährwert erhalten.

Die Hauptnachteile sind Kosten und Vorbereitungszeit. Es kann wie eine große

Anstrengung erscheinen, eine Mahlzeit vorzubereiten, wenn man unterwegs etwas ergattern kann. Man kann wirklich das Beste aus beiden Welten haben. Beginnen Sie damit, langsam Vollwertkost in Ihr Leben zu integrieren. Einer der besten Orte, um Vollwertkost zu kaufen, ist ein lokaler Bauernmarkt, auf dem Sie biologisches Obst, Gemüse und frisches Fleisch finden.

Beginnen Sie damit, langsam Ihre Gewohnheiten zu ändern. Versuchen Sie zum Beispiel, einen Apfel mit Nüssen mitzunehmen, wenn Sie Besorgungen erledigen oder vor Ihrer Abreise essen gehen, damit Sie während Ihrer Abwesenheit nicht hungrig sind. Seien Sie kreativ.

Ist Koffein während der Schwangerschaft in Ordnung? 1980 gab die FDA ein Dokument heraus, das schwangere Frauen davor warnte, koffeinhaltige Getränke zu trinken.

Sie empfahl Frauen, den Koffeinkonsum einzuschränken oder besser noch ganz zu unterlassen, da er in direktem Zusammenhang mit dem Potenzial für bestimmte Geburtsfehler stehen könnte. Diese Empfehlung blieb auch 1994, als im Journal of Neurotoxicology and Teratology eine Rezension von mehr als 200 medizinischen Fachzeitschriften von Dr. Astrid Nehlig veröffentlicht wurde. Aber was ist die Empfehlung heute?

Viele Ärzte empfehlen heute einer schwangeren Frau, weniger als 300 mg Koffein pro Tag zu trinken. Dies liegt daran, dass die jüngsten Studien keinen Zusammenhang zwischen Koffein und der Schädigung des Babys bei einer Einnahme von weniger als 300 mg nachgewiesen haben.

Diese neuen wissenschaftlichen Studien veranlassen die Ärzte dazu, die Ergebnisse zu prüfen, und viele ändern ihre Empfehlungen, auch wenn einige noch sehr konservativ sind. Am besten besprechen Sie dies offen mit Ihrem Arzt.

Kapitel 9: Was Koffein bewirkt

Koffein ist ein Stimulans, das das zentrale Nervensystem stimuliert. Es reduziert auch die Eisenaufnahme und filtert Kalzium aus dem Körper. Koffein hat eine harntreibende Wirkung und hat die Fähigkeit, die Plazenta zu durchqueren und das Baby zu erreichen. Sobald Koffein in Ihrem Körper ist, bewirkt es Folgendes

- Es verringert die Kalziummenge in Ihrem Körper

- Dehydriert Sie

- Es erhöht Ihren Blutdruck

- Es erhöht Ihre Herzfrequenz

Dasselbe, was Ihnen passiert, passiert auch Ihrem Baby, mit der einzigen Ausnahme, dass dieses Baby das benötigte Kalzium aus Ihren Knochen stiehlt, wenn es es nicht anderswo bekommen kann.

Koffein wurde auch mit einer Beeinträchtigung des normalen fetalen Wachstums in Verbindung gebracht, was zu einem niedrigen Geburtsgewicht und einer Schwächung der Nebennieren führt, was die Fähigkeit zur Stressbewältigung und Blutzuckerregulierung beeinträchtigen kann. Es ist eine gute Idee, Koffein zu vermeiden oder zumindest die Einnahme auf 300 mg pro Tag zu reduzieren, und einige Experten sagen, dass dies 150 mg pro Tag nicht überschreiten sollte. Möglicherweise haben

Sie keine Probleme im Umgang mit Koffein, aber denken Sie daran, dass die Leber Ihres Babys unreif ist und daher kein Koffein ausscheiden kann. Das bedeutet, dass das Koffein 40 bis 130 Stunden lang bei Ihrem Baby bleibt.

Häufige Quellen für Koffein sind unter anderem:

- Kaffee - 100-200 mg pro 8 Unzen

- Kopfschmerz-Medikament - 65-130mg

- Soda - 40-75 mg pro Dose

- Tee - schwarz 60mg, grün 40mg

- Dunkle Schokolade - 5-35mg pro 1 Unze

- Milchschokolade - 1-15mg pro 1 Unze

Sprechen Sie mit Ihrem Arzt über Ihre Koffeineinnahme und befolgen Sie seine Empfehlungen.

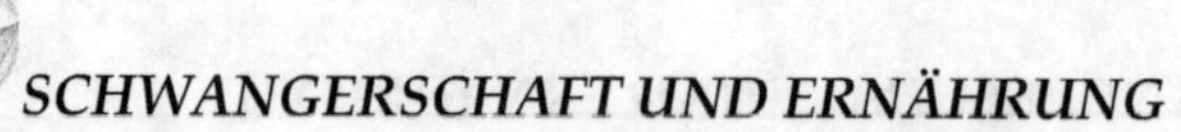

Kapitel 10: Schwangerschaftsernährun g im zweiten Trimester

Wenn Sie in Ihr zweites Trimester eintreten, werden sich Ihre Ernährungsbedürfnisse ein wenig ändern. Inzwischen haben Sie es wahrscheinlich geschafft, Ihre Zucker- und Koffeinabhängigkeit unter Kontrolle zu bringen. Die morgendliche Übelkeit sollte nachlassen.

Jetzt werden Sie jedoch mit neuen Qualitäten konfrontiert. Betrachten wir die wichtigsten, mit denen Sie im zweiten Trimester der Schwangerschaft konfrontiert sein werden:

#1 Umgang mit Ihren Begierden

Inzwischen ist Ihre morgendliche Übelkeit wahrscheinlich vorbei, und Sie werden Ihre Gelüste im zweiten Trimester wiederfinden. Einige Experten glauben, dass dieses Verlangen ein Symptom eines Ernährungsdefizits ist.

Wenn Sie zum Beispiel Heißhunger auf Orange haben, müssen Sie Ihr Vitamin C erhöhen. Auf der anderen Seite glauben andere Experten, dass Begierden keine zugrundeliegende Bedeutung haben und genau das sind - Begierden.

Sie sollten mit Ihrem Gynäkologen sprechen, um zu erfahren, ob er oder sie der Meinung ist, dass Sie Ihre Ernährung ändern sollten.

#2 Das richtige Protein bekommen

Während des zweiten Trimesters Ihrer Schwangerschaft vollzieht sich die kognitive Entwicklung Ihres Babys rasch. Um diese Entwicklung zu fördern, müssen Sie Ihr Baby mit den notwendigen Aminosäuren versorgen, und der Weg dorthin führt über eine erhöhte Eiweißzufuhr.

Nüsse, Nussbutter, Bio-Eier, Bio-Fleisch und grasgefüttertes Rindfleisch sind allesamt gute Proteinquellen.

Meeresfrüchte sind auch eine ausgezeichnete Proteinquelle, aber halten Sie sich von Fischen fern, die ein hohes Quecksilberpotenzial haben und nicht mehr als zwei Portionen pro Woche essen.

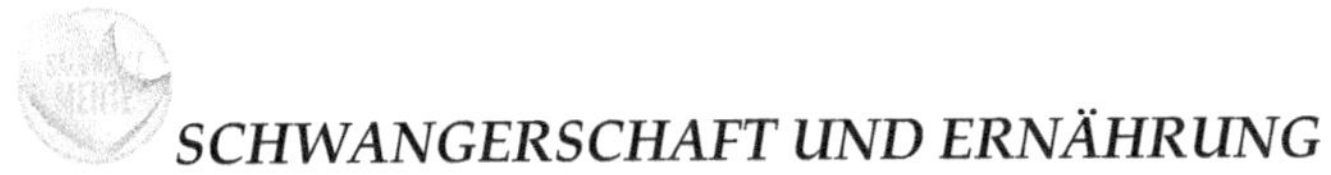

#3 Umgang mit Gewichtszunahme

In der Regel nehmen Frauen in diesem Quartal tendenziell mehr Gewicht zu. Das liegt daran, dass das Baby so schnell wächst. Die meisten Ärzte halten eine Gewichtszunahme von 20 oder 30 Pfund für eine gesunde Gewichtszunahme. Sie sollten damit rechnen, dass Sie etwa ein Drittel davon im zweiten Trimester erreichen. Sie sollten darauf achten, nicht zu schnell an Gewicht zuzunehmen, und hier sind einige Möglichkeiten, dies zu erreichen:

- Begrenzen Sie Ihre Zuckerzufuhr

- Bleiben Sie während Ihrer Schwangerschaft aktiv

- Schneiden Sie Ihre raffinierten Kohlenhydrate heraus

- Reduzieren Sie Ihren Getreideverbrauch

- Trinken Sie den ganzen Tag über viel Wasser

- Zerkleinern Sie Obst und Gemüse und lassen Sie raffinierte Kohlenhydrate in Ruhe

Während einer gesunden Schwangerschaft ist eine Gewichtszunahme zu erwarten, aber eine übermäßige Gewichtszunahme ist ungesund und kann die Entbindung erschweren.

Es kann auch sehr schwer sein, zu verlieren. Nur ein paar vernünftige Änderungen in der Art und Weise, wie Sie essen, können es Ihnen erleichtern, im zweiten Trimester die beste Ernährung zu bekommen.

Die Ernährung während der Schwangerschaft hilft, die Gewichtszunahme zu kontrollieren. Wenn Sie schwanger sind, werden nicht nur Ihre Bedürfnisse erfüllt, sondern Sie müssen auch die Bedürfnisse Ihres Babys berücksichtigen.

Die Gesundheit von Ihnen und Ihrem Baby wird von einer Reihe von Entscheidungen abhängen, die Sie treffen.

Kapitel 11: Ernährung

Die Ernährung während der Schwangerschaft ist sehr wichtig, weil Sie sowohl für sich selbst als auch für Ihr Baby essen. Um den steigenden Bedarf in der Schwangerschaft zu decken, benötigen Sie täglich etwa 20 Gramm zusätzliches Eiweiß und 300 Kcal Energie. Sie können Ihren Energiebedarf leicht durch den Verzehr komplexerer Kohlenhydrate decken.

Während Ihrer Schwangerschaft benötigen Sie mehr Energie, damit das Baby richtig wachsen kann. Außerdem benötigen Sie mehr Folsäure, Vitamin B12 und Eisen für die Blut- und Muskelproduktion. Eiweiß ist sehr wichtig für die Entwicklung der Muskeln und des Gewebes Ihres Babys. Sie benötigen auch mehr Protein für Ihre Muskeln.

Außerdem benötigen Sie mehr Kalzium, damit sich die Zähne und Knochen Ihres Babys richtig entwickeln können.

Gewichtszunahme

Es ist normal, dass Sie während der Schwangerschaft an Gewicht zunehmen. Diese Gewichtszunahme ist eine Folge des Gewichts der Plazenta, des Stuhlgewichts, der Flüssigkeitsretention und des erhöhten Blut- und Fettvolumens. Es wird erwartet, dass Sie während der Schwangerschaft zwischen 25 und 35 Pfund zunehmen. Wenn Sie vor der Schwangerschaft untergewichtig waren, werden Sie voraussichtlich zwischen 28 und 50 Pfund zunehmen. Wenn Sie vor Ihrer Schwangerschaft übergewichtig waren, werden Sie voraussichtlich 15-25 Pfund zunehmen. Wenn Sie mit Zwillingen schwanger sind, sollten Sie zwischen 45 und 50 Pfund zunehmen. Es ist wichtig, sich gesund zu ernähren, damit Sie nicht zu viel zunehmen.

Sie werden während Ihrer Schwangerschaft alle möglichen Gelüste haben, und es ist in Ordnung, sie zu stillen, solange Sie dies in Maßen tun.

Oft sind diese Gelüste auf einfache Kohlenhydrate gerichtet, die voller Kalorien sind, die uns nicht zugute kommen. Diese Kalorien können sich schnell zu einer Gewichtszunahme summieren, und das ist nicht das, was Sie wollen, also denken Sie an "Mäßigung".

Gesund zu essen ist nicht so schwer, wie Sie vielleicht denken. Es beginnt mit dem Verzehr von viel frischem Obst und Gemüse, das reich an Nährstoffen, aber kalorienarm ist. Entscheiden Sie sich wann immer möglich für Bio und waschen Sie Ihr Obst und Gemüse gut, um die Aufnahme von Pestiziden und anderen Giftstoffen aus nicht biologischen Lebensmitteln zu vermeiden. Selbst organische Stoffe können kreuzkontaminiert werden.

Ihre Ernährung sollte auch Vollkornprodukte und mageres Fleisch umfassen. Wenn Sie eine gute Lebensmittelauswahl treffen, stellen Sie sicher, dass Sie nicht mehr Gewicht zunehmen, als Sie sollten. Es wird auch die Gewichtsabnahme nach der Geburt des Kindes wesentlich erleichtern.

Was Sie über Ihre Schwangerschaftsdiät wissen sollten

Wenn es um die Ernährung während der Schwangerschaft geht, ist eine ausreichende Eiweißzufuhr während der gesamten neun

Monate der Schwangerschaft von entscheidender Bedeutung. Dadurch erhalten Sie und Ihr Baby alles, was Sie für eine gesunde Entwicklung benötigen.

Eiweiß ist ein wesentliches Element Ihres Mahlzeitenplans für Schwangere, da es alle Aminosäuren liefert, die für das Gehirn und die kognitive Entwicklung Ihres Babys benötigt werden.

Eiweiß ist auch wichtig, um den Appetit zu reduzieren und den Blutzuckerspiegel auszugleichen.

Sie sollten darauf achten, dass alle Mahlzeiten, auch Snacks, etwas Eiweiß enthalten. Es besteht eine gewisse Verwirrung darüber, nach welchen Arten von Proteinen gesucht werden soll. Sehen wir uns das mal an:

Bio-Eier

Die Eier sind in den letzten Jahren wirklich unter Druck geraten. Es gab Bedenken über den Cholesterinspiegel, aber neuere Forschungen haben gezeigt, dass diese Bedenken unbegründet sind und dass Eier tatsächlich eine ausgezeichnete Quelle für Fettsäuren und Omega-3-Proteine sind.

Bio-Fleisch

Fleisch ist die offensichtlichste Proteinquelle, insbesondere Huhn und Rindfleisch. Es gab jedoch einige ernsthafte Bedenken hinsichtlich der in einigen Fleischsorten verwendeten Hormone, so dass es am besten ist, auf Biofleisch umzusteigen.

Meeresfrüchte

Es gibt einige ernsthafte Bedenken in Bezug auf Quecksilber in vielen verschiedenen Arten von Meeresfrüchten. Wenn Sie schwanger sind, sind diese Bedenken noch größer, weil sie sich auf Föten auswirken können.

Obwohl Sie Schalentiere, die bekanntermaßen einen hohen Quecksilbergehalt aufweisen, vermeiden sollten, können Sie andere Schalentiere wie Garnelen, Hummer, Krabben, Sardellen, Sardinen und Lachs essen.

Sie sollten jedoch zweimal pro Woche nicht mehr als zwei Portionen à 6 Unzen essen.

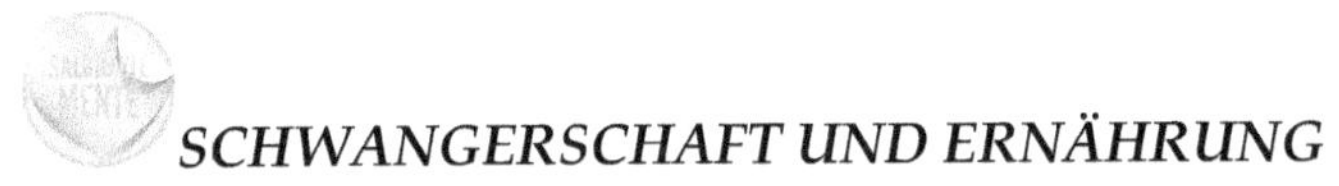

Soja-Produkte

Schwangere Frauen sollten Sojaprodukte aus mehreren Gründen meiden. Sojaprodukte enthalten viele Konservierungsstoffe, die unsicher sein können. Sie sollten auf alle Konservierungsstoffe verzichten. Soja wurde auch mit der Unterentwicklung der fötalen Geschlechtsorgane in Verbindung gebracht, die weitreichende Folgen für das Kind haben kann. Es ist besser, sich auf die Seite der Vorsicht zu begeben und Sojaprodukte zu meiden.

Nüsse

Nüsse oder Nussbutter sind auch eine gute Eiweißquelle, vor allem wenn man kein Fleisch mag. Sie sind leicht zu bekommen, bequem und eine ausgezeichnete Proteinquelle.

Sie sind auch reich an gesunden Fetten, die die kognitiven Funktionen und die Gehirnentwicklung Ihres Babys unterstützen können. Es wird Ihnen auch dabei helfen, sich satter zu fühlen, so dass Sie weniger Gefahr laufen, sich zu überessen und übergewichtig zu sein. Achten Sie nach Möglichkeit auf rohe, biologische Nüsse.

Da haben wir's! Tolle Informationen darüber, was Sie über die Schwangerschaftsdiät wissen sollten. Entspannen Sie sich jetzt und genießen Sie die Zeit, bevor Ihr Baby eintrifft.

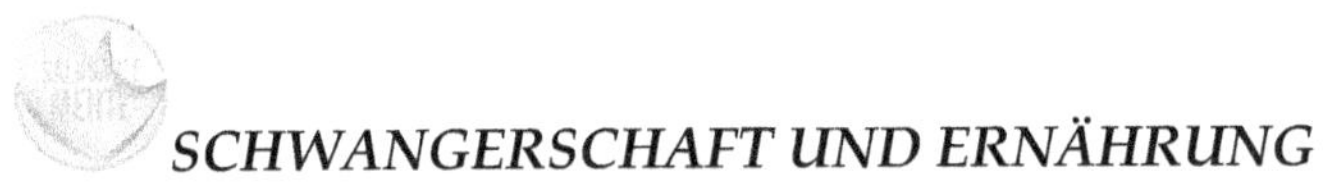

Kapitel 12: Lebensmittel, die während der Schwangerschaft zu vermeiden sind

Die Schwangerschaft ist eine Zeit, in der die meisten Mütter über ihre Gesundheit besorgt sind und darüber, wie sich das, was sie essen, auf den Fötus auswirken wird. Die Gesundheitsbehörden geben viele Empfehlungen, und eine der wichtigsten ist tatsächlich, dass Frauen Lebensmittel meiden, die ein hohes Potenzial haben, bakterielle Krankheiten zu verursachen, oder die für Föten gefährlich sind.

Hier ist eine Liste von Lebensmitteln, die die Gesundheitsbehörden Ihnen empfehlen, während Ihrer Schwangerschaft zu meiden:

- Alkohol: Es wird empfohlen, während der Schwangerschaft vollständig mit dem Alkoholkonsum aufzuhören, da dies in direktem Zusammenhang mit dem fetalen Alkoholsyndrom und anderen Erkrankungen steht.

- Koffein: Sie sollten Ihren Konsum von Kaffee, Tee oder Cola auf nicht mehr als 0-1 pro Tag beschränken. Koffein ist sowohl mit niedrigem Geburtsgewicht als auch mit Fehlgeburten verbunden.

- Frisch gefangener Fisch: Dazu gehören Thunfisch, Schwertfisch, Hai, Marlin usw., die einen unsicheren Quecksilbergehalt aufweisen können. Sie sollten Ihre

Einnahme auf 150 Gramm pro Monat beschränken. Weißer Thunfisch und Weißer Thunfisch in Dosen enthalten etwas Quecksilber, so dass Sie Ihre Aufnahme auf nicht mehr als 300 Gramm pro Woche beschränken sollten.

- Kräutertees, wie Salbeitee, Kamillentee, Pennyroyal, Petersilientee, Lobelie, Fohlenfuß, Aloe-Tees, Wacholderbeeren, Beinwell, Labradortee, Weißdornrinde und Sassafras sollten während der Schwangerschaft vermieden werden. Es gibt noch andere, lesen Sie also unbedingt die Packung, bevor Sie sie kaufen.

- Leber

- Nicht-trockenes Feinkostfleisch: Aufschnitt, gekühlte Pastete, Hot Dogs, gekühlter geräucherter Fisch und Meeresfrüchte sowie Fleischpasten.

- Roher Fisch: Muscheln, Austern und Sushi. Vermeiden Sie im Kühlschrank aufbewahrten Räucherfisch, wie z.B. Räucherlachs.

- Rohe oder ungekochte Eier: Dazu gehören Lebensmittel, die aus rohen Eiern hergestellt werden, wie z.B. Caesar-Salatdressing. Rohe Eier können potenziell Salmonellen enthalten und sollten daher während der Schwangerschaft vermieden werden.

- Rohsprossen: Insbesondere Luzerne-Sprossen.

- Ungekochtes oder seltenes Fleisch, Meeresfrüchte und Geflügel

- Unpasteurisierte Säfte

- Unpasteurisierte Milchprodukte: Auch Lebensmittel, die aus Rohmilchkäse hergestellt werden, insbesondere Weich- und/oder Halbweichkäse. Dazu gehören Bria und Camembert. Alle unpasteurisierten Käsesorten haben das Potenzial, sich mit Listerien-Bakterien zu infizieren, die für Ihr Baby schädlich sein können.

Wenn Sie sich bei einem bestimmten Lebensmittel unsicher sind, sollten Sie es am besten meiden, bis Sie mehr darüber erfahren können. Zögern Sie nicht, Ihren Arzt oder Ihre Ärztin zu fragen, wenn Sie ernährungsbedingte Bedenken haben.

Kapitel 13:
Schwangerschaftsernährun g im dritten Trimester

Wenn Sie in die letzte Phase Ihrer Schwangerschaft eintreten, in das dritte Trimester, fühlt sich das für viele Frauen wie die längste Phase der Schwangerschaft an. Schließlich ist es eine zunehmend schwierige Phase, es gibt viel Wachstum, es ist eine Zeit großer Aktivität, Sie bereiten Ihren Geburtsplan vor, und es können körperliche Symptome wie Sodbrennen, Verdauungsstörungen und Verstopfung auftreten, die zunehmen.

Der Nährstoffbedarf ist am anspruchsvollsten, denn Ihr Baby verdreifacht sich in Größe und Gewicht.

Eiweiß wird für das Wachstum benötigt, Eisen für Blut und Zellen, und das Gehirn benötigt eine optimale Ernährung, um das Entwicklungsstadium abzuschließen.

Zink und Magnesium sind während des dritten Trimesters von entscheidender Bedeutung. Die Erhöhung von Zink wirkt sich positiv auf die Zellteilung und die DNA-Produktion aus.

Die meisten Frauen haben bereits vor der Schwangerschaft einen Zinkmangel. Die empfohlene Tagesdosis beträgt 3 mg Zink für eine schwangere Frau. Zu den guten Zinkquellen gehören Fleisch und Austern haben von allen Lebensmitteln den höchsten Zinkanteil. Zink kann auch in Pflanzen und Getreide gefunden werden.

Magnesium ist auch sehr wichtig, nicht nur für die Entwicklung gesunder Knochen und Muskeln, sondern auch für die Entwicklung von über 300 Körper-Enzymen, die Magnesium benötigen, um richtig zu funktionieren. Während viele von uns normalerweise nicht so viel Magnesium benötigen, liegt die empfohlene Tagesdosis für eine schwangere Frau bei 320 mg.

In Studien wird ein hoher Magnesiumgehalt mit der Verhinderung von Frühgeburten und einem geringeren Risiko eines langsamen Fieberwachstums in Verbindung gebracht. Einige Lebensmittel mit hohem Magnesiumgehalt sind Vollkorngetreide, Bohnen, Nüsse und Samen, Schalentiere und grünes Blattgemüse.

Im dritten Trimester werden Sie am meisten wachsen - tatsächlich nehmen Sie durchschnittlich ein Pfund pro Woche zu, wenn Ihr Baby wächst und größer wird. Das sind etwa 12 Pfund im letzten Trimester. Wenn Sie sich die ganze Zeit gesund ernährt und Ihr Gewicht erhöht haben, ist die Zunahme auf dem besten Weg, 17 zu erreichen.

Das ist großartig! In diesem Moment verwandelt Ihr Baby die Nahrungsmittel, die Sie essen, in Nahrung, mit der es das schnelle Wachstum am Ende seiner Lebensspanne bewältigen kann.

Im Moment ist es besser, öfter kleinere Mahlzeiten zu essen, um Ihre optimale Verdauung zu unterstützen. Sie sollten auch Nahrungsmittel mit hohem Fettgehalt essen, damit alles reibungslos abläuft.

Es wird nicht mehr lange dauern, bis Sie Ihr Baby auf den Arm nehmen. Verbringen Sie also die nächsten Monate damit, dafür zu sorgen, dass Ihr Baby alle Nährstoffe erhält, die es braucht; in kürzester Zeit werden Sie viele Pfunde weniger wiegen!

Kapitel 14: Jüngste Veränderungen in der Schwangerschaftsernährung

Vor kurzem wurden einige neue Forschungsergebnisse zur Bedeutung von Vitamin D während der Schwangerschaft veröffentlicht.

In der Vergangenheit lag der Schwerpunkt vor allem auf Folsäure. Obwohl dies sicherlich immer noch sehr wichtig ist, scheint die Bedeutung von Vitamin D deutlich unterschätzt worden zu sein.

Die Studie ergab, dass viele schwangere und stillende Frauen nicht genügend Vitamin D erhalten, was mit Präeklampsie und

Schwangerschaftsdiabetes in Verbindung gebracht wird, zusammen mit einer verringerten Knochendichte bei Neugeborenen.

Die Forschung zeigt auch, dass die meisten Frauen in der Frühschwangerschaft tatsächlich einen Mangel an Vitamin D haben, weil die empfohlenen 600 IU nicht ausreichen. Forscher empfehlen nicht, dass schwangere Frauen mindestens eine Nahrungsergänzung von 1000 IE einnehmen sollten.

Eine weitere Änderung betrifft die Empfehlungen in Bezug auf Jod, das für die Entwicklung des Gehirns des Babys und den Stoffwechsel der Mutter wichtig ist. Es ist sehr wichtig, dass schwangere Frauen genügend Jod erhalten, um ihr Baby vor Beeinträchtigungen der kognitiven Funktion und vor Geburtsfehlern zu schützen. Eine

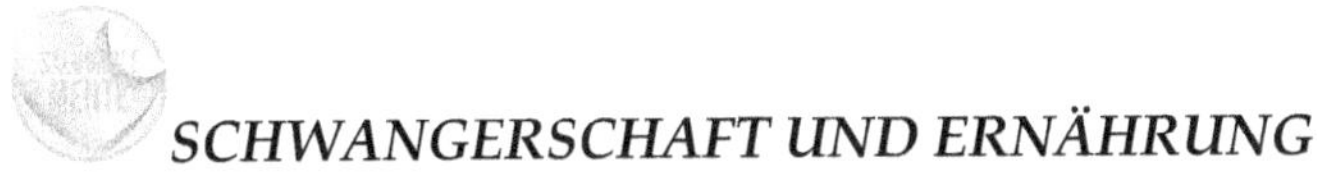

gute Möglichkeit, Jod über die Nahrung aufzunehmen, ist die Verwendung von jodiertem Salz und die Wahl jodreicher Nahrungsmittel wie Kabeljau, Kartoffeln und Milch.

Cholin ist ein weiterer wichtiger Nährstoff, der für schwangere Frauen bisher nicht ausreichend belastend ist. Sie ist sehr wichtig für die Entwicklung des Gehirns des Babys.

Jüngste Studien haben gezeigt, dass Frauen, die nicht genügend Cholin in ihrer Ernährung haben, in den ersten Monaten eine signifikant höhere Inzidenz von Tubendefekten aufweisen. Gute Nahrungsmittel für Cholin sind mageres Fleisch, Rosenkohl, Kabeljau und Eier.

Die Forschung geht auch so weit, schwangere Frauen vor der Verwendung künstlicher

Süßstoffe zu warnen, insbesondere bei Schwangerschaftsdiabetes. Es ist viel besser, die Zuckeraufnahme zu überwachen, als diese Ersatzstoffe zu verwenden.

Untersuchungen in Dänemark zeigen einen signifikanten Anstieg der Frühgeburten bei Frauen, die nur ein Getränk pro Tag mit Aspartam-Süßstoff zu sich nahmen. Auch wenn noch mehr Forschung erforderlich ist, sollte sie auf jeden Fall ernst genommen werden, und viele Ärzte empfehlen, auf künstliche Süßstoffe nach Möglichkeit zu verzichten.

Es gibt gute Nachrichten, wenn es um die Genussmittel geht, die wir mögen, dunkle Schokolade zusammen mit natürlichem Kakao wurde genehmigt. Jüngste Forschungen haben gezeigt, dass diese Pralinen tatsächlich die Funktion der Blutgefässe verbessern, was in direktem

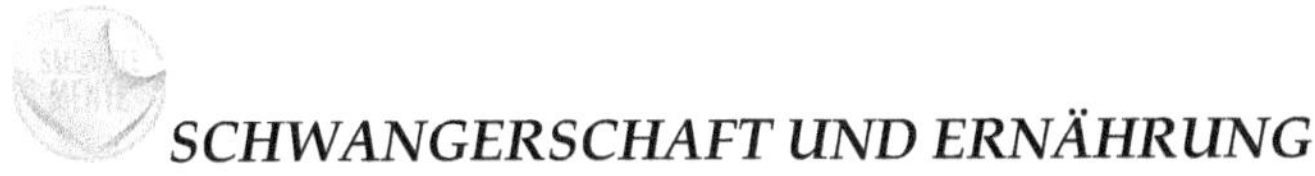

Zusammenhang mit der Verbesserung der kardiovaskulären Gesundheit steht.

Sie steht auch im Zusammenhang mit der Reduzierung von Bluthochdruck und Präeklampsie.

Was für ein toller Grund, sich mit Schokolade zu verwöhnen!

Gutes Leben!